BEI GRIN MACHT SICH IHR WISSEN BEZAHLT

- Wir veröffentlichen Ihre Hausarbeit,
  Bachelor- und Masterarbeit

- Ihr eigenes eBook und Buch -
  weltweit in allen wichtigen Shops

- Verdienen Sie an jedem Verkauf

Jetzt bei www.GRIN.com hochladen
und kostenlos publizieren

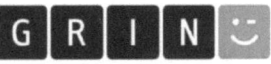

Bibliografische Information der Deutschen Nationalbibliothek:

Die Deutsche Bibliothek verzeichnet diese Publikation in der Deutschen National-
bibliografie; detaillierte bibliografische Daten sind im Internet über http://dnb.d-
nb.de/ abrufbar.

Dieses Werk sowie alle darin enthaltenen einzelnen Beiträge und Abbildungen
sind urheberrechtlich geschützt. Jede Verwertung, die nicht ausdrücklich vom
Urheberrechtsschutz zugelassen ist, bedarf der vorherigen Zustimmung des Verla-
ges. Das gilt insbesondere für Vervielfältigungen, Bearbeitungen, Übersetzungen,
Mikroverfilmungen, Auswertungen durch Datenbanken und für die Einspeicherung
und Verarbeitung in elektronische Systeme. Alle Rechte, auch die des auszugsweisen
Nachdrucks, der fotomechanischen Wiedergabe (einschließlich Mikrokopie) sowie
der Auswertung durch Datenbanken oder ähnliche Einrichtungen, vorbehalten.

Impressum:

Copyright © 2018 GRIN Verlag
Druck und Bindung: Books on Demand GmbH, Norderstedt Germany
ISBN: 9783668822313

Dieses Buch bei GRIN:

https://www.grin.com/document/445693

Jasmin Reich

Ätiopathogenese der Parodontitis und deren Einwirkung auf das Timing in der systematischen Parodontitistherapie

GRIN Verlag

GRIN - Your knowledge has value

Der GRIN Verlag publiziert seit 1998 wissenschaftliche Arbeiten von Studenten, Hochschullehrern und anderen Akademikern als eBook und gedrucktes Buch. Die Verlagswebsite www.grin.com ist die ideale Plattform zur Veröffentlichung von Hausarbeiten, Abschlussarbeiten, wissenschaftlichen Aufsätzen, Dissertationen und Fachbüchern.

Besuchen Sie uns im Internet:

http://www.grin.com/

http://www.facebook.com/grincom

http://www.twitter.com/grin_com

„Ätiopathogenese der Parodontitis und deren Einwirkung auf das Timing in der systematischen Parodontitistherapie"

Hausarbeit für Modul 21

an der praxisHochschule Köln

vorgelegt von: Jasmin Reich

aus: Luckau

2018

INHALTSVERZEICHNIS

1. EINLEITUNG

Parodontale Erkrankungen sind nach wie vor der Hauptgrund für den Zahnverlust bei Erwachsenen (Eßer, 2017) und werden seit beinahe 5000 Jahren erkannt und behandelt (Highfield, 2009). Insbesondere für die Pathogenese der Parodontitis hat sich das Verständnis in den letzten 15 Jahren allerdings deutlich gewandelt. Zuvor war die Rede von einem rein mikrobiologischen Geschehen (Plaquehypothese), aber seit geraumer Zeit wird bei der Parodontitis von einer chronisch entzündlichen Erkrankung mit multifaktoriellem Hintergrund gesprochen (Schütt & von Baehr, 2012).

2. ÄTIOPATHOGENESE

Es ist nahezu unumgänglich, sich mit der Ätiologie dieser Erkrankung auseinander zu setzten, um effektive Therapien zu entwickeln und gleichzeitig ein besseres Verständnis für die Zusammenhänge der Parodontitis aufbringen zu können. Wenn die Ursachen erkannt sind, kann zielgerichtet diagnostiziert und therapiert werden. Es kann somit eine Abwägung der verschiedenen Methoden getroffen werden, die zur Verbesserung der weiteren therapeutischen Maßnahmen beiträgt. Die Wechselwirkungen zwischen dem menschlichen Organismus, dem Immunsystem und die Auswirkungen bestimmter Bakterien oder Viren sind ausschlaggebend für die Entstehung der parodontalen Erkrankungen. Verantwortlich können genetische, aber auch erworbene oder umweltbedingte Faktoren sein. Aus diesem multifaktorielle Ursachenkomplex resultiert im Patienten das individuelle Bild der klinischen Anzeichen (Vasel, Parodontitis Ätiologie und Therapie, 2012). Die Parodontitis ist eine chronische Entzündung des Parodonts. Wenngleich es sich um eine multifaktoriell verursachte Erkrankung handelt, so ist sie auch als Infektionskrankheit zu verstehen. Hierbei spielt der hoch organsierte Biofilm eine entscheidende Rolle. Prinzipiell ist ein Zusammenspiel zwischen Bakterien und deren Wirt denkbar. Symbiose ist hierbei für beide Organismen dienlich. Es gibt allerdings weitere Zusammenlebensformen, die in Abgrenzung von der Symbiose als Kommensalismus oder Parasitismus bezeichnet werden. In der erst genannten Form des Kommensalismus leben die Mikroorganismen im und vom Wirt ohne diesen schädlich zu beeinträchtigen. Beim Parasitismus kommt es allerdings zu einer merklichen Schädigung des Wirtsorganismus (Gassmann, et al., 2015).

2.1 BIOFILM

Der Biofilm ist eine hoch organisierte Ansammlung von Mikroorgansimen. Dieser zeichnet sich charakterlich durch die Zellen aus, welche an der Oberfläche oder auch an eine Grenzfläche anhaften. Die Mikroorgansimen produzieren ihre eigenen extrazellulären polymeren Substanzen und sind somit in ihrer eigenen Matrix eingebettet. Die dentale Plaque ist auch ein solcher Biofilm. Die Zellen bilden einen fest anhaftenden Belag, weshalb hierbei Energie nötig ist, um einen Biofilm effektiv zerstören zu können oder ihn bestmöglich zu entfernen (Bastendorf, 2017).

2.2 PARODONTALPATOGENE MIKROORGANISMEN

Eine Vielzahl der Bakterien in der Mundhöhle ist unschädlich für ihren Wirt oder hat sogar eine förderliche Funktion in Bezug auf die Aufrechterhaltung der Mundflora. Es gibt jedoch Bakterienstämme, die in der Lage sind, pathogenetische Bedeutung in der Entstehung einer

Parodontitis zu erlangen. Diese werden als Leitkeime oder Parodontitis-Keime bezeichnet. Eine kleine Menge dieser Spezies löst noch keine Parodontitis aus, vielmehr ist anzunehmen, dass diese Leitkeime immer in der Mundhöhle vorzufinden sind. Jedoch werden diese von den nützlichen Bakterien eingedämmt oder durch die natürlichen Abwehrmechanismen an der Vermehrung gehindert.

Unter diesen Bakterienstämmen befinden sich Bakterien, denen eine außerordentliche Bedeutung für die Entstehung der Parodontitis zugeschrieben wird. Nach diesen wird in speziellen Bakterientests gesucht. Darunter finden sich die im Folgenden ohne Anspruch auf Vollständigkeit genannten Keime:

- *Porphyromonas gingivalis (P.g.)*
- *Tannerella forsythia (T.f.)*
- *Treponema denticola (T.d.)*
- *Aggregatibacter actinomycetemcomitans (A.a.)*
- *Prevotella intermedia (P.i.)*
- *Fusobacterium nucleatum (F.n.)*

Diese parodontalen Keime schließen sich in Gruppen zusammen, dringen tiefer in die Zahnfleischtaschen ein und siedeln sich dort an. Dabei bilden sie ein komplexes Netzwerk, den sogenannten Biofilm. Durch die komplexe Architektur erreichen sie eine hohe synergistische Effektivität in der Pathogenität für die Strukturen des Zahnhalteapparates. Hierbei ist anzumerken, dass bei bestimmten Gruppierungen nur eine sehr geringe Anzahl von den Bakterien nötig ist, um eine Zahnbettzerstörung zu intensivieren

Gelber & Oranger Komplex

Die beiden Komplexe werden als sogenannte Wegbegleiter betitelt. Ihre Funktion besteht darin, sich schnell in Gemeinschaften zusammen zu finden und dienen als Weg zu einer manifesten Parodontitis. Sie ebnen den Weg für den roten Komplex, in welchem sich spezielle Marker-Keime befinden. Anaerobe Keime benötigen ein sauerstoffreduziertes Milieu. Die Bakterien im gelben und orangen Komplex bereiten dieses Milieu vor. Besonder Bedeutung kommt dabei *F.n.* zu (Gassmann, et al., 2015; Bradshaw, et al., 1998; Silva, et al., 2005; Gursoy, et al., 2010).

Roter Komplex

In diesem Komplex befinden sich *Porphyromonas gingivalis*, *Tannerella forsythia* und *Treponema denticola*. Sie haben besondere Eigenschaften, wie z.B. Eiweiß-auflösende Enzyme und können damit die Gewebestruktur des Zahnhalteapparates aufsplitten und somit das Vordringen in noch tiefere Schichten ermöglichen. Diese Bakterien können i.d.R. nachgewiesen werden, wenn parodontale fortgeschrittene Entzündungen assoziiert mit tiefen Taschen, Sondierungsblutungen (BOP) und einem Attachmentverlust vorgefunden werden.

Eine Reinigung der Wurzeloberflächen, um diese Keime zu entfernen gestaltet sich schwieriger, da sich diese schon im Gewebe angesiedelt haben.

Grüner Komplex

Der grüne Komplex hat ein sehr hohes Potenzial an Aggressivität. Die Bakterien reagieren verhältnismäßig unempfindlich gegenüber Sauerstoff und können somit, unabhängig von allen anderen Komplexen handeln. In diesem Komplex findet sich der *Aggregatibacter actinomycetemcomitans* (A.a.) wieder. Ein Keim der als Hauptverursacher (Leitkeim) für die (juvenile) lokalisierte aggressive Parodontitis bekannt ist. Befindet er sich nachweisbar in entsprechenden Proben, werden mit einer kombinierten Antibiotikatherapie mit Amoxicillin und Metronidazol bessere Ergebnisse erzielt als mit anderen Antibiotika oder ohne Antibiotika (Gerrero, et al., 2014; Rajendra & Spivakovsky, 2016; Socransky, et al., 1998; Dombrowa, 2012; Zahedi & Holz, 2017).

3. VON DER GINGIVITIS ZUR PARODONTITIS

Dieser Teilabschnitt beschreibt den Übergang von der initialen Läsion bis zur fortgeschrittenen nicht mehr reversiblen Form der parodontalen Entzündung. Es wird auf die krankheitstypischen Gewebeveränderungen mit ihren strukturellen und funktionellen Abläufen eingegangen. Bei der plaqueassoziierten, parodontalen Erkrankung wird der Ablauf und das Zusammenwirken der äußeren und der wirtseigenen Faktoren erklärt. Dieses Krankheitsbild verläuft in vier Stadien (Page & Schroeder, 1976; Schroeder, 1983).

3.1 INITIALE LÄSION – BEGINNENDE GINGIVITIS

Die initiale Läsion entwickelt sich in nur wenigen Tagen nach der Plaqueeinwirkung im Bereich des Saumepithels. Die Einwirkung führt dazu, dass vermehrt Sulkusflüssigkeit gebildet wird und sich somit extravasal Serumproteine im Exsudat nachweisen lassen. Dadurch kommt es zu einer aufgestockten Migration von Leukozyten z.B. polymorphkernigen Granulozyten (PMN), welche sich im Saumepithel und in dem gingivalen Sulkus befinden. Hierbei tritt mit der Aufweitung (Dilatation) des subepithelialen Gefäßplexus eine Gefäßentzündung ein (Vaskulitis) und die Entstehung von Gefäßen die nur eine Endothelwand besitzen ist erkennbar. Des Weiteren kommt es zur Destruktion des perivaskulären Kollagens und zur einer Auflockerung des Sulkusbodens (Mengel & Flores de Jacobi, 2000; Zachrisson, 1968; Payne, et al., 1975).

3.2 FRÜHE LÄSION

Eine frühe Läsion entwickelt sich innerhalb von zehn bis vierzehn Tagen und ist die Folge einer unbehandelten Initialläsion. In diesem Stadium wird auch von einer chronischen Gingivitis gesprochen. Es sind noch keine „echten" Zahnfleischtaschen vorhanden. Beschrieben wird diese Phase durch ein starkes Aufgebot von Lymphozyten und Makrophagen, welche sich direkt unterhalb des Saumepithels befinden (Mengel & Flores de Jacobi, 2000; Slot, 1976; Schroeder, et al., 1973; Seymour, et al., 1983; Seymour, et al., 1983; Brecx, et al., 1987). Im Gegensatz zu den Leukozyten (PMN) die in einer deutlichen Mehrheit im Saumenepithel und Sulkus angesiedelt sind, lassen sich hier die Plasmazellen nur in schwachen Mengen belegen. Fibroblasten sind am meisten beschädigt, weshalb es zu einem weiteren Abbau der kollagenen Fasern kommt (Mengel & Flores de Jacobi, 2000; Seymour & Greenspan, 1979; Lindhe, et. al., 1980; Okada et al., 1983; Seymour, et al., 1983; Seymour, et al., 1983; Brecx et al., 1987; Brecx, et.al., 1988). Durch die begonnene

Proliferation der Basalzellen dehnt sich das Saumenepithel seitlich ins Bindegewebe aus (Mengel & Flores de Jacobi, 2000).

3.3 ETABLIERTE LÄSION

Die etablierte Läsion geht von der frühen Läsion über und entwickelt sich innerhalb weniger Wochen. Hier wird schon von einem Beginn der Parodontitis gesprochen. Diese Läsion kann über Jahre auf diesem Niveau fortbestehen. Bei entsprechender Behandlung ist dieses Stadium reversibel. Neben der Durchführung akuter Entzündungsprozesse ist hier immer ein Wachstum des Saumenepithels nach unten und im weiteren Verlauf auch seitlich erkennbar. Es entstehen Taschen, welche sich aber auf die Gingiva beschränken und es liegt noch kein Abbau des Alveolarknochens vor. Nachweisbar ist jedoch, dass im Bindegewebe eine variabel große, kollagenarme und gefäßreiche Ansammlung vorhanden ist. Diese erstreckt sich über das Taschen- und Saumepithel und besteht zu mehr als 50% aus Plasmazellen. Des Weiteren folgt eine Ausbreitung von PMN und Immunoglobulinen durch das Bindegewebe und das Saumepithel (Mengel & Flores de Jacobi, 2000).

3.4. FORTGESCHRITTENE LÄSION

Im fortgeschrittenen Stadium folgt eine Ausdehnung des entzündeten und immunpathologischen Gewebes. Hierbei wird der Kollagenabbau und der Destruktionsprozess weiter erhöht und im Alveolarknochen findet zudem eine weitere Proliferation des Saumenepithels nach unten und zur Seite statt. Zusätzlich sind zytoplasmisch veränderte Plasmazellen vorzufinden. Eindeutige Anhaltspunkte für die fortgeschrittene Läsion ist die Ausbildung von echten Taschen sowie der Attachmentverlust und der beginnende Knochenabbau (Mengel & Flores de Jacobi, 2000; Schroeder & Lindhe, 1975; Page & Schroeder, 1976; Listgarten & Hellden, 1978; Seymour, et al., 1979; Schroeder, 1980). Diese Phase ist nicht kontinuierlich, sondern wechselt zwischen aktiven (Exazerbation) und passiven (Stagnation) Phasen welche sich im Wechsel ständig wiederholen (Mengel & Flores de Jacobi, 2000; Goodson, et al., 1982; Haffajee, et al., 1983; Lindhe, et al., 1983; Socransky, et al., 1984).

Bei der Exazerbation spielen sich hochaktive Entzündungsprozzese ab, diese können u.a. zu einer Ulzeration der Taschenwand führen. Hierbei ist das gesamte Gewebe von PMN infiltriert und der Alvoerknochen weist eine enorme Dichte an Osteoklasten auf. In diesem Stadium sind eine starke Vertiefung der Zahnfleischtasche und folglich auch ein progressiver Knochenabbau erkennbar.

Die passive Phase kennzeichnet sich durch eine subakute Entzündung. Hierbei ist das Taschenepithel nicht mehr ulzerös und das entzündliche Gewebe besteht hauptsächlich aus Plasmazellen (Mengel & Flores de Jacobi, 2000).

4. DIE VIER PHASEN DER PLAQUEENTSTEHUNG

Im approximalen Raum und im Sulkusbereich finden wir die dentale Plaque vor. Ein klebriger, weicher Zahnbelag der neben Nahrungsresten, Speichel und Zelltrümmern zu ca. 90% aus Bakterien besteht und sich durch Wasserspray nicht entfernen lässt.

Eine topographische Unterscheidung der Plaque findet in supragingival und subgingival statt und im Weiteren ist die spezielle Form, die gingivale Plaque (Zooglea) zu erwähnen, welche auf der Außenfläche der Gingiva zu finden ist.

Klinisch ist es nicht notwendig bzw. kaum möglich eine Plaque von der *materia alba* zu differenzieren, dennoch gibt es Unterschiede der beiden Formen, die morphologisch voneinander abgrenzbar sind. Statt klebrig-fest, ist die *materia alba* als lockere Ansammlung von Bakterien, Leukozyten und Epithelzellen in einer weißlichen unstrukturierten Masse zu bezeichnen. Die Form der *materia alba* lagert sich meist auf rauen Oberflächen (z.B. Zahnstein), zervikal und gingival ab und es besteht durchaus die Möglichkeit der Entfernung mit Wasserspray.

Die 4 Phasen der Plaquebildung (König, 1986).

1.   Phase

In der ersten Phase, welche bereits innerhalb von Minuten bis wenigen Stunden nach der Reinigung beginnt, bildet sich ein strukturierter Film von Glykoproteinen aus der Mundflüssigkeit und wird als *acquired pellicle* bezeichnet (Armstrong, 1968). Dieses Stadium der Plaqueanlagerung überschreitet selten eine Schichtdicke von 1 µm, spielt aber eine wesentliche Rolle für die Schaffung einer Oberflächenbeschaffenheit, die Adhärenz von Bakterien ermöglicht.

2.   Phase

Die Bakterien besiedeln innerhalb mehrerer Stunden bis hin zu zwei Tagen das *acquired pellicle*. Einzelne, meist fakultativ anaerobe, grampositive Kokken halten sich zu Beginn in Vertiefungen des Zahnschmelzes auf. Sie werden als die frühen Besiedler in der Biofilmbildung bezeichnet und bilden mit den von ihnen produzierten extrazellulären Polysacchariden die Matrix de Biofilm, in die sich weitere Spezies integrieren können (Kolenbrander, 2000).

3.   Phase

Eine Veränderung der Bakterienflora findet in Phase 3 statt und verläuft vom dritten bis zum fünften Tag. In der Tiefe der zunehmenden Plaqueschicht entsteht eine Kolonisation von fakultativen und obligaten Anaerobiern. Hier finden sich gramnegative Kokken, grampositive und gramnegative Stäbchen. Vor und gegen Ende des Stadiums siedeln sich auch Filamente an. Es kommt hierbei dann zu Verklebungen der der Bakterien untereinander und auch zu Anhaftungen auf der Zahnoberfläche, begünstigt durch die zunehmende Ansammlung von Stoffwechselprodukten wie z.B. Glukane und Levane (Mengel & Flores de Jacobi, 2000).

4. Phase

Die Komplexität der Mikroflora nimmt zu. fünf bis sieben Tage nach Beginn kommen fusiforme Bakterien und Spirochäten hinzu (Kelstrup & Theilade, 1974).

Eine reife (etablierte) Plaque die sich zunehmend verdickt, führt zu einer Veränderung in der Zusammensetzung des bakteriellen Verhältnisses, wobei die anaeroben Bakterien weiter begünstigt werden. Im weiteren Verlauf überwiegen die gramnegativen anaeroben Formen gegenüber den grampositiven anaeroben Bakterien (Mengel & Flores de Jacobi, 2000; Ritz, 1967).

4.1. PARODONTITIS, EINE MULTIFAKTORIELLE ERKRANKUNG

Ein hoch organisierter Biofilm gilt als wesentlicher Faktor in der multifaktoriellen Infektionserkrankung des Parodonts, also bei der sogenannten Parodontitis.

Es ist die Rede von einem komplexen Zusammenleben der verschiedensten Bakterien (und Viren) und deren Wirt in Verbindung mit zahlreichen Einflussfaktoren. Die Symbiose ist ein Vorgang der beiden Organismen dienlich sein kann, wobei unterschieden wird zwischen Kommensalismus und Parasitismus. Ein gemeinsames Vorkommen der Mikroorganismen in einem Wirtsorganismus ohne merkliche Schädigung bezeichnet den Kommensalismus. Kommt es allerdings zur schädlichen Beeinflussung des Wirtes, liegt ein Parasitismus vor (Gaßmann, et al., 2015; Meng, et al., 2009).

Ansammlungen von Mikroorganismen in organisierter Form werden als Biofilm bezeichnet. Diese Organisation beruht auf Kommunikation der Bakterien in diesen Systemen und ist abhängig von deren Zusammensetzung und Virulenz in Gesundheit und Krankheit und wird beeinflusst vom pH-Wert, von Temperatur und von der Verfügbarkeit einzelner Hormone (Gaßmann, et al., 2015; Pöllänen, et. al., 2013).

Diese Kommunikation findet durch physischen Kontakt der Keime statt oder durch den Austausch von Stoffwechselprodukten (Gaßmann, et al., 2015; Mahajan, et al., 2013) und ist damit verantwortlich für die entsprechende Gestaltung des entstehenden Biofilms. Zusätzlich haben auch bestimmte Viren einen Platz in diesem System, wobei *Candida albicans* in schweren Parodontitisfällen besonders häufig zu finden ist (Gaßmann, et al., 2015; Canabarro, et al., 2013).

Mit der Parodontitis sind die pathogenen Keime wie P.g., *Treponema denticola*, A.a., *Filifactor alocis*, *Staphylococcus aureus* und *Desulfobulbus spp.* assoziiert und nehmen für die Pathogenese eine Schlüsselfunktion ein (Gaßmann, et al., 2015; Bartold & Van Dyke, 2013; Griffen, et al., 2012; Rescala, et al., 2010; Fritschi, et al., 2008).

Die Biofilmpathogenität ist temperaturabhängig, was sich in parodontal entzündlich veränderten Taschen messen lässt, als dort ein Anstieg um bis zu 2° Grad beobachtet werden konnte. Dieser Temperaturanstieg lässt auch die Virulenz der pathogenen Keime ansteigen (Gaßmann, et al., 2015; Fedi & Killoy, 1992).

Eine weitere besondere Folge der Kommunikation sind die „körpereigenen Antibiotika" die als Defensine bezeichnet werden. Sie dienen der unspezifischen bakteriellen Bekämpfung (Gaßmann, et al., 2015).

Des Weiteren dient der Austausch von Metaboliten zur Wahrnehmung der metabolisch bedingten Umgebungsveränderungen und führt in der Folge, durch oxidativen Stress, zur Freisetzung von DNA-Fragmenten, die eine antibakterielle Wirkung auf konkurrierende Keime haben können oder sogar aufreguliert werden für die Resistenzbildung gegenüber bakteriziden Serumkomponenten (Gassmann, et al., 2015).

Im Bakterien-Wirt findet eine Reaktion auf oxidativen Stress statt, die durch reaktive Sauerstoffspezies einen oxidativen Stress in Anaerobiern auslöst. Eine Schlüsselrolle nimmt hier ist der hochvernetzte Keim *Fusobacterium nucleatum* ein, welcher die spätere Integration anaerober Spezies ermöglicht und den oxidativen Stress, sowie die aerobe Konditionen durch Anpassung des Metabolismus über eine Dauer von bis zu zwei Tagen überleben kann (Gaßmann, et al., 2015; Bradshaw, et al. 1998; Silva, et al., 2005; Gursoy, et al., 2010; McKenzie, et al., 2012). Bei der Kommunikation im Wirt wird den proinflammatorischen Zytokinen eine wichtige Rolle zugesagt und besonders dem IL-1ß welches die Reaktion auf eine bakterielle Infektion übernimmt (Gaßmann, et al., 2015; Eskan, et al., 2008; Tanabe, et al., 2008). Es steuert mit weiteren Bakterien maßgeblich den parodontalen Gewebsabbau (Gaßmann, et al., 2015; Uchida, et al., 2001; Dickinson, et al., 2011; Stathopoulou, et al., 2010; Umeda, et al., 2012). Ein bekannter Leitkeim der an IL-1ß bindet, ist *Aggregatibacter actinomycetemcomitans*. Diese Bindung kann durch die Administration von Antibiotika verhindert werden. Augenmerk liegt aber bereits auch auf *Staphylococcus aureus* der in 60% von Proben einer aggressiven Parodontitis vorkam, aber bisher noch keine größere Bedeutung zugeschrieben wurde. Zur Zunahme der Biofilmmasse und Herabsetzung des Metabolismus tragen die Aufnahme von IL-1ß, die Interaktion mit ATP und dem Histonelike Protein HU bei (Gaßmann, et al., 2015; Paino, et al., 2011; Paino, et al., 2012).

In der parodontalen Tasche liegt der pH-Wert bei bis zu 8,5 (Gaßmann, et al., 2015; Bickel, et al., 1985; Bickel & Cimasoni, 1985; Eggert, et al., 1991) und wird durch Fermentierung lokal angehoben (Gaßmann, et al., 2015; Takahashi, 2003) und es resultiert eine verstärkte Biofilmkohäsion (Gaßmann, et al., 2015; Zilm, 2007). Das Stäbchenbakterium *F. nucleatum* ist in seinem Stoffwechsel anpassungsfähig an verschiedene pH-Werte und sorgt bei Abfall des Wertes als Vermittler und trägt zum Wiederanstieg bei (Gaßmann, et al., 2015; Zilm, et al., 2007; Chew, et al., 2012).

9

5. THERAPIE

5.1. NICHT CHIRURGISCHE THERAPIE

Das Ziel einer PA-Behandlung ist die Reduzierung aller und insbesondere der subgingivalen Biofilme auf ein reduziertes Niveau, da eine vollständige Entfernung aller Ablagerungen nicht möglich ist (Hahner & Gaßmann, 2017; Brayer, et al., 1989; Gellin, et al., 1986; Rabbani, et al., 1981; Walmsley, et al., 2008). Nach Abschluss der initialen Hygienephase schließt sich die subgingivale Instrumentation in den Sites mit einer weiterhin erhöhten Sondierungstiefe von mehr als 3,5 mm an. Es stehen unterschiedliche Methoden zur Verfügung und ebenso vielseitig diskutierte Vorgehensweisen in den verschiedenen Behandlungstrategien. Hier sind die einzelnen Hand- und Ultraschallinstrumente, sowie die Lasermethoden abzuwägen und ebenso spielen der zeitliche Ablauf und der finanzielle Aufwand in Relation zum Ergebnis große Rollen in den Entscheidungen. Als Möglichkeiten zusammengefasst, ist zunächst eine Unterscheidung zwischen „Full Mouth Scaling/Therapy" (FMS/FMT) und der „Full Mouth Desinfection" (FMD) festzuhalten. Die FMD Variante ist eine Kombination aus der vollständigen mechanischen Therapie aller Quadranten innerhalb von 24 Stunden und der intensiven Anwendung von Mundspülungen mit Chlorhexidin. (Hahner & Gaßmann, 2017; Quirynen, et al., 1995; Vandekerckhove, et al., 1969).

Literaturanalysen zeigen, dass die Auswirkung als eher gering eingestuft werden müssen. FMD bedeutet, ein straffer Zeitplan für die mechanische Behandlung, der durch das Antiseptikum unterstützt wird, um eine mögliche Reinfektion aus den unbearbeiteten parodontalen Taschen zu reduzieren.

Dem FMS oder einer FMT wird nur eine minimal verbesserte Entzündungsreduktion zugeschrieben (Hahner & Gaßmann, 2017; Eberhard, et al., 2015) und auch die Sondierungstiefen beim quadrantenweisen Vorgehen, übersteigen nicht die zu erzielenden Werte. Hier ist eine unwesentlich stärkere Reduzierung bei der FMD von 0,13 mm (ebd.) bzw. 0,25 – 0,33 mm (Hahner & Gaßmann, 2017; Fang, et al., 2016) zu vermerken.

Es kann also zusammengefasst werden, dass die Entscheidung über die Vorgehensweisen und Behandlungsmethoden individuell abhängig von Patient oder Behandler gemacht werden und dass auch organisatorische Faktoren z.B. Zeit, immer beachtet werden müssen.

Ebenso muss bei bestimmten Patienten ein Augenmerk auf die Erhöhung der Körpertemperatur gelegt werden, da dies in mehreren Studien als Nebenwirkung der FMT/FMD berichtet wird. (Hahner & Gaßmann, 2017; Eberhard, et al., 2015)

Keine Routinemaßnahme, aber als ein weiterer Ansatz für die antiinfektiöse Therapie kann der Einsatz von systemischen Antibiotika dienen. Auf Grund der Resistenzbildung gegenüber zahlreicher Antibiotika ist hier eine kritische Einzelfall Entscheidung zu treffen.

Es bietet sich an, ein zeitlich gestrafftes Vorgehen anzuwenden bei dem der Patient unmittelbar nach vollständiger Behandlung der Wurzeloberflächen, also dem mechanischen Zerstörung des Biofilmes mit der Einnahme beginnt (Hahner & Gaßmann, 2017).

5.2 REEVALUATION

Neue parodontale Befunde sind hier notwendig, um den Erfolg der nicht chirurgischen antiinfektiösen Therapie feststellen zu können. Im Zeitraum von etwa sechs bis zehn Wochen nach Abschluss der Maßnahmen, werden anhand der erkennbaren Reduktion der Stellen mit Sondierungsblutungen und der Verringerung der Sondierungstiefen unter 4 mm die Parameter für den Erfolg der Behandlung festgestellt.

Einschränkungen für den Erfolg der nicht chirurgischen Behandlung, wie z.b. Schmelzperlen, Furkationen, Konkavitäten der Wurzeloberflächen oder auch eine eingeschränkte Heilungsfähigkeit sind ebenso zu beachten wie auch die Möglichkeiten nach der Therapie.

Allerdings sollte der Ausgangsbefund dementsprechend ausführlich sein und maßgeblich dazu beitragen eine zielgerichtete Behandlung durchführen zu können, um nachträgliche Maßnahmen zu vermeiden.

Chirurgische Eingriffe, eine Re-Instrumentisierung noch krankheitsaktiver Stellen, photodynamische Therapie oder auch der Einsatz von lokalen oder systemischen Antibiotika können als weitere Optionen für eine Nachbehandlung in Erwägung gezogen werden.

Speziell der Einsatz von Antibiotika muss erneut kritisch hinterfragt werden und sollte, wenn nötig bereits in der Ersttherapie angewendet werden um einen höheren Effekt zu erzielen (Hahner & Gaßmann, 2017; Kaner, et al., 2007; Griffiths, et al., 2011).

Bei gezielter und zeitgerechter Anwendung von Antibiose, sind Untersuchungsergebnisse an 41 Patienten bekannt bei denen eine Reduktion der Sondierungstiefe um 0,9 mm erreicht wurde (Hahner & Gaßmann, 2017; Griffiths, et al, 2011).

Weiterhin sind im Ausgangsbefund die Sondierungstiefen entscheidend für eine erfolgreiche Behandlung mit nicht chirurgischen Maßnahmen. Hier gilt es eine besondere Aufmerksamkeit auf den Wert von 5,5 mm zu legen, denn dieser wird oft als kritisch genannt wenn es um die Entscheidung zu chirurgischen Eingriffen geht (Hahner & Gaßmann, 2017; Heitz-Mayfield & Lang, 2013).

Nicht chirurgische Therapie verspricht nach sorgfältiger Durchführung eine große Heilungschance für den Parodontismus. Bestätigt wird diese Annahme durch eine Studie, welche Vergleiche zwischen den Ergebnissen nach der chirurgischen und der nicht chirurgischen Behandlung aufgezeigt hat und dabei nur einen geringfügigen Vorteil für die chirurgischen Maßnahmen feststellen konnte (Hahner & Gaßmann, 2017; Ribeiro, et al., 2011). Nach diesen Erkenntnissen sollte eine chirurgische Intervention erst nach einer Heilungsphase von mindestens sechs Monaten in Betracht gezogen werden. Ausnahme bildet hierbei die Diagnose von Furkationsdefekten aus denen ggf. ein rasches Fortschreiten der parodontalen Destruktion abzuleiten ist (Hahner & Gaßmann, 2017)

5.3 ERHALTUNGSTHERAPIE

Die unterstützende Parodontitistherapie (UPT) ist in der Erhaltungsphase nach der Therapie dringend notwendig, da ein erfolgreicher Verlauf zwar bestenfalls zur Stagnation der Entzündung führt, aber keine Garantie dafür gibt die Wahrscheinlichkeit für zukünftige Gewebeverluste dauerhaft im Griff zu haben.

In dieser Phase der UPT ist es unumgänglich eine regelmäßige Kontrolle des Patienten, also sog. Recalls durchzuführen. Es müssen dabei verschiedenste Parameter festgehalten werden um eine passende Frequenz für die Untersuchungen zu finden (Farooqi, et.al., 2015). Das Ziel ist ein Erhaltungslevel in dem die Menge und bakterielle Zusammensetzung für den jeweiligen Patienten unter dem Niveau einer erneuten Entzündungsreaktion bleibt.

Der prozentuale Anteil der Stellen mit Sondierungsblutungen, die Stellen mit Sondierungstiefen ab 5 mm, die Anzahl der verlorenen Zähne, der radiologische Knochenbau im Verhältnis zum Lebensalter, die Rauchanamnese und die möglichen genetischen Risikofaktoren haben sich als geeignete Konstanten zur Erstellung eines Risikoprofils erwiesen (Hahner & Gaßmann, 2017; Heitz-Mayfield & Lang, 2010)

Eine Datenbank mit diesen entsprechenden Parametern kann ebenso zur gezielten Information für den Patienten genutzt werden und zur Motivation beitragen. (Hahner & Gaßmann, 2017)

7. LITERATURVERZEICHNIS

1. Armstrong, W. (1968). Origin and nature of the acquired pellicle. *Prov R Soc Med,* *61*(9), S. 923-930.

2. Bartold, P. M., & Van Dyke, T. E. (2013). Periodontitis: a host-mediated disruption of microbial homeostasis. *Unlearning learned concepts. Periodontology 2000, 62*(1), S. 203-2017.

3. Bastendorf, K.-D. (2017). Ein Paradigmenwechsel im Biofilmmanagement. *PROPHYLAXE JOURNAL, 5*(3), S. 18-22.

4. Bickel, M., & Cimasoni, G. (1985). The pH of human crevicular fluid measured by a new microanalytical technique. *Journal of periodontal research, 20*(1), S. 35-40.

5. Bradshaw, D., Marsh, P., Watson, G., & Allison, C. (1998). Role of Fusobacterium nucleatum and coaggregation in anaerobe survival in planktonic and biofilm oral microbial communities during aeration. *Infection and immunity, 66*(10), S. 4729-4732.

6. Brayer, W. K., Mellonig, J. T., Dunlap, R. M., Marinak, K. W., & Carson, R. E. (1989). Scaling and root planing effectiveness: the effect of root surface access and operator experience. *Journal of periodontology, 60*(1), S. 67-72.

7. Brecx, M. C., Fröhlicher, I., Gehr, P., & Lang, N. P. (1988). Stereological observations on long-term experimental gingivitis in man. *Journal of clinical periodontology, 15*(10), S. 621-627.

8. Brecx, M. C., Schlegel, K., Gehr, P., & Lang, N. P. (1987). Comparison between histological and clinical parameters during human experimental gingivitis. *Journal of periodontal research, 22*(1), S. 50-57.

9. Canabarro, A., Valle, C., Farias, M. R., Santos, F. B., Lazera, M., & Wanke, B. (2013). Association of subgingival colonization of Candida albicans and other yeasts with severity of chronic periodontitis. *Journal of periodontal research, 48*(4), S. 428-432.

10. Chew, J., Zilm, P. S., Fuss, J. M., & Gully, N. J. (2012). A proteomic investigation of Fusobacterium nucleatum alkaline-induced biofilms. *BMC microbiology, 12*(1), S. 189.

11. Dickinson, B. C., Moffatt, C. E., Hagerty, D., Whitmore, S. E., Brown, T. A., Graves, D. T., & Lamont, R. J. (2011). Interaction of oral bacteria with gingival epithelial cell multilayers. *Molecular oral microbiology, 26*(3), S. 210-220.

12. Dombrowa, S. (2012). *Teil 1: Parodontitis und Periimplantitis – rechtzeitig erkennen und erfolgreich therapieren.* Von https://www.zmk-aktuell.de: https://www.zmk-

aktuell.de/fachgebiete/parodontologie/story/teil-1-parodontitis-und-periimplantitis--rechtzeitig-erkennen-und-erfolgreich-therapieren__625.html abgerufen

13. Eberhard, J., Jepsen, S., Jervøe-Storm, P. M., Needleman, I., & Worthington, H. V. (2015). Full-mouth treatment modalities (within 24 hours) for chronic periodontitis in adults. *The Cochrane Library.*

14. Eggert, F. M., Drewell, L., Bigelow, J. A., Speck, J. E., & Goldner, M. (1991). The pH of gingival crevices and periodontal pockets in children, teenagers and adults. *Archives of oral biology, 36*(3), S. 233-238.

15. Eskan, M. A., Benakanakere, M. R., Rose, B. G., Zhang, P., Zhao, J., Stathopoulou, P., & Kinane, D. F. (2008). Interleukin-1β modulates proinflammatory cytokine production in human epithelial cells. *Infection and immunity, 76*(5), S. 2080-2089.

16. Eßer, W. (2017). Die Bedeutung von PZR und UPT bei der Behandlung von parodontalen Erkrankungen. *PLAQUE N CARE Prophylaxe - Parodontologie - Ästhetik, 1*(11), S. 33-41.

17. Fang, H., Han, M., Li, Q. L., Cao, C. Y., Xia, R., & Zhang, Z. H. (2016). Comparison of full-mouth disinfection and quadrant-wise scaling in the treatment of adult chronic periodontitis: a systematic review and meta-analysis. *Journal of periodontal research, 51*(4), S. 417-430.

18. Fedi Jr, P. F., & Killoy, W. J. (1992). Temperature differences at periodontal sites in health and disease. *Journal of periodontology, 63*(1), S. 24-27.

19. Fritschi, B. Z., Albert-Kiszely, A., & Persson, G. R. (2008). Staphylococcus aureus and other bacteria in untreated periodontitis. *Journal of dental research, 87*(6), S. 589-593.

20. Gaßmann, G., Hornstein, S., Blank, J., Glaser, J., & Hahner, P. (2015). Parodontitis und die bakterielle Kommunikation im Biofilm. *Prophlaxe Journal, 1*(1), S. 6-13.

21. Gellin, R. G., Miller, M. C., Javed, T., Engler, W. O., & Mishkin, D. J. (1986). The Effectiveness of the Titan-S Sonic Sealer Versus Curettes in the Removal of Subgingival Calculus: A Human Surgical Evaluation. *Journal of periodontology, 57*(11), S. 672-680.

22. Goodson, J. M., Tanner, A. C., Haffajee, A. D., Sornberger, G. C., & Socransky, S. S. (1982). Patterns of progression and regression of advanced destructive periodontal disease. *Journal of clinical periodontology, 9*(6), S. 472-481.

23. Griffen, A. L., Beall, C. J., Campbell, J. H., Firestone, N. D., Kumar, P. S., Yang, Z. K., & Leys, E. J. (2012). Distinct and complex bacterial profiles in human periodontitis and health revealed by 16S pyrosequencing. *The ISME journal, 6*(6), S. 1176.

24. Griffiths, G. S., Ayob, R. G., Nibali, L. S., Moles, D. R., & Tonetti, M. S. (2011). Amoxicillin and metronidazole as an adjunctive treatment in generalized aggressive periodontitis at initial therapy or re-treatment: a randomized controlled clinical trial. *Journal of clinical periodontology, 38*(1), S. 43-49.

25. Guerrero, A., Nibali, L., Lambertenghi, R., Ready, D., Suvan, J., Griffiths, G. S., & Tonetti, M. S. (2014). Impact of baseline microbiological status on clinical outcomes in generalized aggressive periodontitis patients treated with or without adjunctive amoxicillin and metronidazole: an exploratory analysis from a randomized controlled clinical trial. *Journal of clinical periodontology, 41*(11), S. 1080-1089.

26. Gursoy, U. K., Pöllänen, M., Könönen, E., & Uitto, V. J. (2010). Biofilm formation enhances the oxygen tolerance and invasiveness of Fusobacterium nucleatum in an oral mucosa culture model. *Journal of periodontology, 81*(7), S. 1084-1091.

27. Haffajee, A. D., Socransky, S. S., & Goodson, J. M. (1983). Comparison of different data analyses for detecting changes in attachment level. *Journal of clinical periodontology, 10*(3), S. 298-310.

28. Hahner, P., & Gaßmann, G. (2017). Timing in der systematischen Parodontitistherapie. *PLAQUE N CARE Prophylaxe - Parodontologie - Ästhetik, 11*(1), S. 6-12.

29. Heitz-Mayfield, L. J., & Lang, N. P. (2010). Comparative biology of chronic and aggressive periodontitis vs. peri-implantitis. *Periodontology 2000, 53*(1), S. 167-181.

30. Highfield, J. (2009). Diagnosis and classification of periodontal disease. *Australian Dental Journal, 54*(1), S. 11-26.

31. Kaner, D., Christan, C., Dietrich, T., Bernimoulin, J. P., Kleber, B. M., & Friedmann, A. (2007). Timing affects the clinical outcome of adjunctive systemic antibiotic therapy for generalized aggressive periodontitis. *Journal of periodontology, 78*(7), S. 1201-1208.

32. Kelstrup, J., & Theilade, E. (1974). Microbes and periodontal disease. *Journal of Clinical Periodontology, 1*(1), S. 15-35.

33. Kolenbrander, P. E. (2000). Oral microbial communities: biofilms, interactions, and genetic systems. *Annual Reviews in Microbiology, 54*(1), S. 413-437.

34. König, K. (1986). *Karies und Parodontopathien: Ätiologie und Prophylaxe.* Thieme.

35. Lindhe, J., Haffaiee, A. D., & Socransky, S. S. (1983). Progression of periodontal disease in adult subjects in the absence of periodontal therapy. *Journal of clinical periodontology, 10*(4), S. 433-442.

36. Lindhe, J., Liljenberg, B., & Listgarten, M. (1980). Some microbiological and histopathological features of periodontal disease in man. *Journal of Periodontology, 51*(5), S. 264-269.

37. Listgarten, M. A., & Hellden, L. (1978). Relative distribution of bacteria at clinically healthy and periodontally diseased sites in humans. *Journal of Clinical Periodontology, 5*(2), S. 115-132.

38. Mahajan, A., Singh, B., Kashyap, D., Kumar, A., & Mahajan, P. (2013). nterspecies communication and periodontal disease. *The Scientific World Journal.*

39. McKenzie, R. M., Johnson, N. A., Aruni, W., Dou, Y., Masinde, G., & Fletcher, H. M. (2012). Differential response of Porphyromonas gingivalis to varying levels and duration of hydrogen peroxide-induced oxidative stress. *Microbiology, 158*(10), S. 2465-2479.

40. Meng, S., Zhao, L., Yang, H., Wu, Y., & Ouyang, Y. (2009). Prevalence of Actinobacillus actinomycetemcomitans in Chinese chronic periodontitis patients and periodontally healthy adults. *Quintessence International, 40*(1), S. 53-60.

41. Mengel, R., & Flores de Jacobi, L. (2000). Ätiologie und Pathogenese entzündlicher parodontaler Erkrankungen. In R. Mutschelknaus (Hrsg.), *Lehrbuch der klinischen Parodontologie* (S. 95-137). Berlin: Quintessenz Verlags-GmbH.

42. Okada, H., Kida, T., & Yamagami, H. (1983). Identification and distribution of immunocompetent cells in inflamed gingiva of human chronic periodontitis. *Infection and immunity, 41*(1), S. 365-374.

43. Page, R., & Schroeder, H. (1976). Pathogenesis of inflammatory periodontal disease. A summary of current work. *Laboratory investigation; a journal of technical methods and pathology, 34*(3), S. 235-249.

44. Paino, A. L., Sormunen, R., Tuominen, H., Korhonen, J., Pöllänen, M. T., & Ihalin, R. (2012). Interleukin-1β is internalised by viable Aggregatibacter actinomycetemcomitans biofilm and locates to the outer edges of nucleoids. *Cytokine, 60*(2), S. 565-574.

45. Paino, A., Tuominen, H., Jääskeläinen, M., Alanko, J., Nuutila, J., Asikainen, S. E., & Ihalin, R. (2011). Trimeric form of intracellular ATP synthase subunit β of aggregatibacter actinomycetemcomitans binds human interleukin-1β. *PloS one, 6*(4), S. e18929.

46. Payne, W., Page, R., Ogilvie, A., & Hall, W. (1975). Histopathologic features of the initial and early stages of experimental gingivitis in man. *Journal of periodontal research, 10*(2), S. 51-64.

47. Pöllänen, M. T., Paino, A., & Ihalin, R. (2013). Environmental stimuli shape biofilm formation and the virulence of periodontal pathogens. *International journal of molecular sciences, 14*(8), S. 17221-17237.

48. Quirynen, M., Bollen, C., Vandekerckhove, B., Dekeseyer, C., Papaioannou, W., & Essen, H. (1995). Full- vs. partial-mouth disinfection in the treatment of periodontal infections. *J Dent Res*, S. 1459-1467.

49. Rabbani, G. M., Ash, M. M., & Caffesse, R. G. (1981). The effectiveness of subgingival scaling and root planing in calculus removal. *Journal of periodontology, 52*(3), S. 119-123.

50. Rajendra, A. &. (2016). Antibiotics in aggressive periodontitis, is there a clinical benefit?. *Evidence-based dentistry, 17*(4), S. 100.

51. Rescala, B., Rosalem Jr, W., Teles, R. P., Fischer, R. G., Haffajee, A. D., Socransky, S. S., & Figueredo, C. M. (2010). Immunologic and microbiologic profiles of chronic and aggressive periodontitis subjects. *Journal of periodontology, 81*(9), S. 1308-1316.

52. Ribeiro, F. V., Casarin, R. C., Palma, M. A., Júnior, F. H., Sallum, E. A., & Casati, M. Z. (2011). Clinical and Patient-Centered Outcomes After Minimally Invasive Non-Surgical or Surgical Approaches for the Treatment of Intrabony Defects: A Randomized Clinical Trial. *Journal of periodontology, 82*(9), S. 1256- 1266.

53. Ritz, H. L. (1967). Microbial population shifts in developing human dental plaque. *Archives of oral biology, 12*(12), S. 1561-1568.

54. Schroeder, H. (1983). *Pathobiologie oraler strukturen*. Basle: Karger.

55. Schroeder, H. E. (1980). Pocket formation: an hypothesis. The borderline between caries and periodontal diseases. *Academic Press*, S. 99-123.

56. Schroeder, H. E., & Lindhe, J. (1975). Conversion of stable established gingivitis in the dog into destructive periodontitis. *Archives of Oral Biology, 20*(12), S. 775-782.

57. Schroeder, H., Münzel-Pedrazzoli, S., & Page, R. (1973). Correlated morphometric and biochemical analysis of gingival tissue in early chronic gingivitis in man. *Archives of oral biology, 18*(7), S. 899-923.

58. Schütt, S., & von Baehr, V. (2012). Die Immunpathogenese der Parodontitis–Heutiges Wissen ermöglicht neue diagnostische und therapeutische Wege bei Problempatienten. *ZWR-Das Deutsche Zahnärzteblatt,, 121*(12), S. 618-623.

59. Seymour, G. J., & Greenspan, J. S. (1979). The phenotypic characterization of lymphocyte subpopulations in established human periodontal disease. *ournal of Periodontal Research, 14*(1), S. 39-46.

60. Seymour, G. J., Powell, R. N., & Aitken, J. F. (1983). Experimental gingivitis in humans: A clinical and histologic investigation. *Journal of periodontology, 54*(9), S. 522-528.

61. Seymour, G. J., Powell, R. N., & Davies, W. I. (1979). Conversion of a stable T-cell lesion to a progressive B-cell lesion in the pathogenesis of chronic inflammatory periodontal disease: an hypothesis. *Journal of clinical periodontology, 6*(5), S. 267-277.

62. Seymour, G. J., Powell, R. N., Cole, K. L., Aitken, J. F., Brooks, D., Beckman, I., & Burns, G. F. (1983). Experimental gingivitis in humans. *Journal of periodontal research, 18*(4), S. 375-385.

63. Seymour, G., & Greenspan, J. (1979). The phenotypic characterization of lymphocyte subpopulations in established human periodontal disease. *Journal of Periodontal Research, 14*(1), S. 39-46.

64. Silva, V. L., Diniz, C. G., Cara, D. C., Santos, S. G., Nicoli, J. R., Carvalho, M. A., & Farias, L. M. (2005). Enhanced pathogenicity of Fusobacterium nucleatum adapted to oxidative stress. *Microbial pathogenesis, 39*(4), S. 131-138.

65. Slot, J. (1976). The predominant cultivable organism in juvenile periodontitis. Scand. *Journal of Dental Research*, S. 1-10.

66. Socransky, S. S., Haffajee, A. D., Cugini, M. A., Smith, C., & Kent, R. L. (1998). Microbial complexes in subgingival plaque. *Journal of clinical periodontology, 25*(2), S. 134-144.

67. Socransky, S. S., Haffajee, A. D., Goodson, J. M., & Lindhe, J. (1984). New concepts of destructive periodontal disease. *Journal of clinical periodontology, 11*(1), S. 21-32.

68. Stathopoulou, P. G., Benakanakere, M. R., Galicia, J. C., & Kinane, D. F. (2010). Epithelial cell pro-inflammatory cytokine response differs across dental plaque bacterial species. *Journal of clinical periodontology, 37*(1), S. 24-29.

69. Takahashi, N. (2003). Acid-neutralizing activity during amino acid fermentation by Porphyromonas gingivalis, Prevotella intermedia and Fusobacterium nucleatum. *Molecular Oral Microbiology, 18*(2), S. 109-113.

70. Tanabe, S. I., Bodet, C., & Grenier, D. (2008). Treponema denticola lipooligosaccharide activates gingival fibroblasts and upregulates inflammatory mediator production. *Journal of cellular physiology, 216*(3), S. 727-731.

71. Uchida, Y., Shiba, H., Komatsuzawa, H., Takemoto, T., Sakata, M., Fujita, T., & Kurihara, H. (2001). Expression of IL-1β and IL-8 by human gingival epithelial cells in response to Actinobacillus actinomycetemcomitans. *Cytokine, 14*(3), S. 152-161.

72. Umeda, J. E., Demuth, D. R., Ando, E. S., Faveri, M., & Mayer, M. P. (2012). Signaling transduction analysis in gingival epithelial cells after infection with Aggregatibacter actinomycetemcomitans. *Molecular oral microbiology, 27*(1), S. 23-33.

73. Vandekerckhove, B. N., Bollen, C. M., Dekeyser, C., Darius, P., & Quirynen, M. (1969). Full-versus partial-mouth disinfection in the treatment of periodontal infections. Long-term clinical observations of a pilot study. *Journal of periodontology, 67*(12), S. 1251-1259.

74. Vasel, D. (2012). Parodontitis Ätiologie und Therapie. *Bayrisches Zahnärzteblatt, 12*(6), S. 54-60.

75. Walmsley, A. D., Lea, S. C., Landini, G., & Moses, A. J. (2008). Advances in power driven pocket/root instrumentation. *Journal of clinical periodontology, 35*(s8), S. 22-28.

76. Zachrisson, B. U. (1968). A histological study of experimental gingivitis in man. *Journal of Periodontal Research, 3*(4), S. 293-302.

77. Zahedi , B., & Holz, M. (2017). *Die Parodontitis-Markerkeime: Agressive Bakterien-Komplexe.* Abgerufen am 26. 05 2018 von https://www.parodontitis.com: https://www.parodontitis.com/ursachen-und-entstehung-der-parodontose/parodontitis-markerkeime-aggressive-bakterien-komplexe.html

78. Zilm, P. S. (2007). Co-adhesion and biofilm formation by Fusobacterium nucleatum in response to growth pH. *Anaerobe, 13*(3-4), S. 146-152.

79. Zilm, P. S., Bagley, C. J., Rogers, A. H., Milne, I. R., & Gully, N. J. (2007). The proteomic profile of Fusobacterium nucleatum is regulated by growth pH. *Microbiology, 153*(1), S. 148-159.

8. ABKÜRZUNGSVERZEICHNIS

BOP	Bleeding on Probing
PMN	Polymorphkernige Granulozyten
UPT	Unterstützende Parodontitistherapie
P.g.	Porphyromonas gingivalis
T.f.	Tannerella forsythia
T.d.	Treponema denticola
A.a.	Aggregatibacter actinomycetemcomitans
P.i.	Prevotella intermedia
F.n.	Fusobacterium nucleatum
FMS/FMT	Full Mouth Scaling/Therapy
FMD	Full Mouth Desinfection

BEI GRIN MACHT SICH IHR WISSEN BEZAHLT

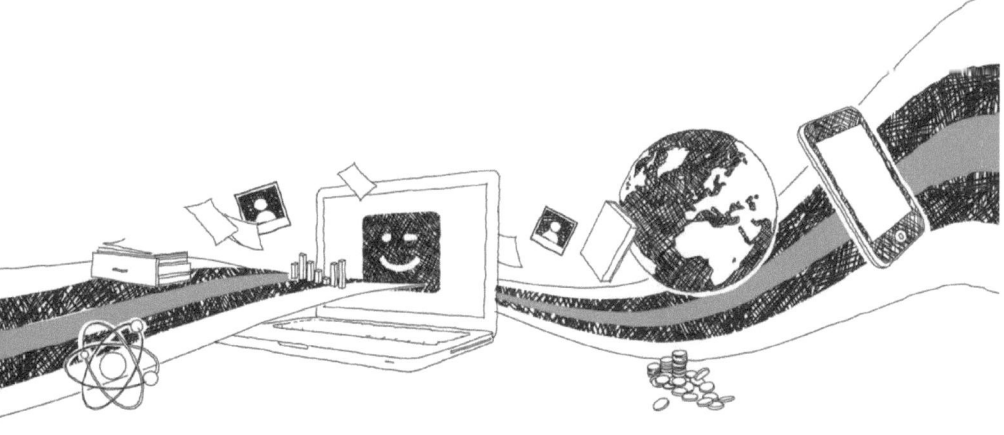

- Wir veröffentlichen Ihre Hausarbeit, Bachelor- und Masterarbeit

- Ihr eigenes eBook und Buch - weltweit in allen wichtigen Shops

- Verdienen Sie an jedem Verkauf

Jetzt bei www.GRIN.com hochladen und kostenlos publizieren

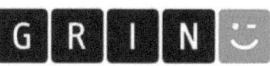